L'INVENTEUR

D'UNE

VOIE NOUVELLE

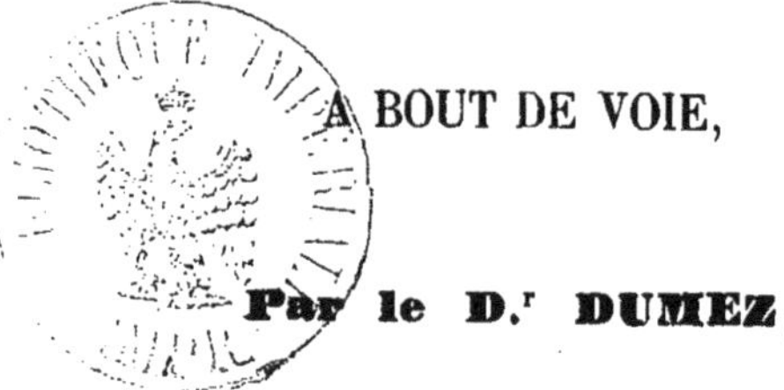

A BOUT DE VOIE,

Par le D.r DUMEZ,

Médecin de l'Hospice civil de Bailleul (Nord.)

Le pauvre homme était loin
De tout humain secours
LAFONTAINE *(Le Charretier embourbé)*

HAZEBROUCK.
IMPRIMÉ CHEZ L. GUERMONPREZ.
1861.

L'INVENTEUR

D'UNE VOIE NOUVELLE

A BOUT DE VOIE.

Le pauvre homme était loin
De tout humain secours
LAFONTAINE (*Le Charretier embourbé*).

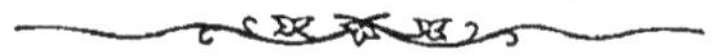

Bailleul, et sa banlieue, et les communes voisines ont reçu à profusion une lettre aussi spirituelle que polie, que M. le D.r Biebuyck m'a adressée par voie d'impression. Elle a trois pages et demie : Ce n'est pas une brochure, mais c'est broché et retouché à coups de poing. Le confrère a sous la main ample provision de mots énergiques, qu'il répand en grande hâte et sans rater. Cette appréciation est un compliment, que je ne puis lui refuser, et dont il me saura gré, puisqu'il paraît y tenir infiniment. Il aime à se croire une plume vive, rapide, impétueuse : C'est le *Crispin* d'Horace; et pour peu que cette discussion se prolonge, je m'attends à une provocation comme celle-ci : « Qu'on nous donne un jour, un lieu, des gardes : » Voyons qui de nous deux peut produire le plus » *(d'injures)* :

Detur nobis locus, hora,
Custodes; videamus uter plus scribere possit.

Mais si M. Biebuyck me gagne de vitesse, en plongeant sa plume dans une encre, dont je ne me sers pas, il est aussi, je dois le dire, peu scrupuleux sur les dates, tant celles qui me concernent, que celles qui lui sont propres; et je pourrais les lui contester, mais à quoi bon? Admettons, pour l'obliger, qu'il n'a pris que *huit* jours pour mettre la dernière main à son beau travail, que j'admire. C'est précisément le temps que Don Quichotte a employé à nettoyer et à rapièceter sa vieille salade, à laquelle il adapta avec industrie quelques morceaux de carton, pour en réparer les brèches. Puis le héros de la Manche voulant s'assurer si elle était solide et à l'épreuve, tira son épée, et du premier coup détruisit l'ouvrage d'une semaine. M B. a passé comme lui *huit* jours à fourbir ses armes, qui scintillent d'un merveilleux éclat. Tel était *Hector* au casque radieux, lorsque Homère nous le montre près d'immoler Patrocle. Mais voici la différence : *L'Hector* Bailleulois a fait fiasco : en portant ses plus rudes coups, il ne blesse pas, il frappe dans le vide, et ceux qu'il croit pourfendus et morts, se portent à merveille : Car si j'ai été quelque temps sans donner signe de vie, ce n'est pas que je fusse réduit au silence par la vigueur de ses attaques; ce fut pour des raisons à moi connues : je réponds à mes heures; rien ne me presse. La logique de M. B. ne m'a guère incommodé jusqu'ici; pas davantage ne m'ont embarrassé les innocentes ruses d'un autre personnage, qui se cache, m'a-t-on dit, et qui fait des prodiges d'esprit en tapinois, dans une obscurité qui lui convient, et dans laquelle nous aimons à le laisser.

Et il ne faudrait pas que mes souvenirs homériques donnassent à penser, à cause d'une similitude de nom, qu'un redoutable objet de préoccupation s'est emparé de mon âme, qu'il me poursuit, que j'ai peur enfin de trouver au fin fond de notre affaire un *Hector* peut-être; on se méprendrait. Quel souci prendrais-je en effet d'un *Hector* qui...... chuchotte? Que craindrais-je d'un bon-homme, porteur de ce nom terrible, qui ne sait que souffler, tous les quarts d'heure, à l'oreille de l'un ou de l'autre, quelques mots pour les édifier. Je ne connais dans le moment actuel que l'adversaire qui se nomme : C'est à M. B. que je réponds; et me rappelant certain *P. S.* de sa lettre, j'ajoute que je n'attends ni ne reçois cette fois-ci, pas plus que l'autre, d'aide ou de collaboration de qui que ce soit, ni frère ni oncle; et que je me dévoue seul et sans héroïsme à des représailles, qui ont été jusqu'ici plus aventurées qu'héroïques.

Me, me, adsum qui feci; in me convertite... plumam.

M. B. se hâte trop : c'est à sa précipitation irréfléchie qu'il faut attribuer cette grosse affaire dans laquelle il m'a entraîné, lorsqu'au lieu de prêter l'oreille à une conciliation, il crut indigne de lui de me faire une réponse polie. J'allais au-devant de lui : les plus simples convenances sociales; l'honneur de la profession, que quelques personnes invoquent aujourd'hui, bien à tort, pour m'engager au silence; son propre intérêt; tout enfin lui faisait une loi de ne pas dédaigner mes avances. J'étais prêt à signer des deux mains une paix, dont il aurait recueilli les plus grands avantages : seulement il aurait dû consentir à quelques clauses bien légitimes. Sorti de nos rangs, pour s'élever au-dessus de nous, il aurait dû rentrer dans la foule, se remettre à notre niveau, abandonner jusqu'à meilleure rencontre ces rêves de supériorité, dont il se berçait avec délices, perdre enfin quelques plumes d'emprunt, dont il faisait sa parure, se panadant au milieu de ses fidèles. Et pourquoi aurions-nous immolé notre honneur à sa gloriole? Mais en récompense de son retour à la droite raison, nous aurions adouci sa mésaventure par des accommodements; nous aurions fait toutes les concessions possibles à sa vanité aux abois; et la conciliation une fois entendue, M. Biebuyck ayant enfin reconnu que nos objections étaient solidement établies, ses prétentions de fond en comble anéanties, nous n'aurions pas hésité de commettre à lui-même le soin de réparer en temps et lieu le dommage volontaire ou involontaire, dont nous nous plaignions.

M. B. nous accueillit *d'une façon peu civile*, comme on sait. Il croyait sans doute que des difficultés sont applanies, lorsqu'on les a rejetées avec dédain. M. B. était alors fier de ceux qu'il prenait pour ses alliés; il sait aujourd'hui dans quelle douloureuse solitude il se trouve abandonné. Il est seul avec quelques vieux praticiens illettrés ou quelques francs novices, qui ne valent pas l'honneur d'être comptés et il voit toutes ses illusions détruites. S'il a pu croire que les membres titulaires de la société de médecine pratique, parmi lesquels on compte des hommes justement célèbres, allaient, désertant leur propre honneur, faire cause commune avec un correspondant de province, c'était une illusion. Cette solidarité, dont il fait si grand bruit dans la réponse, qu'il m'a adressée, c'est une illusion. Il les a perdues; et cruellement détrompé, il n'a l'air de les conserver que pour couvrir sa défaite aux yeux de ses lecteurs. La société a refusé de s'immiscer dans une affaire sans issue; et, comme ferait un mathématicien qu'on supplierait de prouver que deux et deux ne font pas quatre, elle a opposé le silence à sa demande de secours, ou lui a fait une réponse, dont il n'a garde de se targuer. Aujourd'hui donc il n'y a plus ni *voie nouvelle*, ni *observateur habile et consciencieux* : il y a M. le D.r Biebuyck en fort mauvais équipage, tombé dans un trou, dont il ne peut sortir par ses propres forces, dont nul ne saurait le tirer; et l'infortuné correspondant y est abandonné *à l'unanimité*. Pas une main compâtissante ne se tendra vers lui. Voyez-vous ce *pauvre homme* suant, haletant, couvert de boue, arrivé au paroxysme de la colère, qui s'épuise en vains efforts pour arracher d'un bourbier sa voiture et ses chevaux éreintés? Quelles imprécations! quels coups de fouet! Le passant s'arrête, le voisinage accourt; femmes et enfants se rangent à droite et à gauche, émerveillés de ce qu'ils entendent. Voilà notre collègue. Son char de triomphe est culbuté; Lui-même, troublé d'une indicible émotion, en présence d'un désastre, dont il me croit l'auteur, ne sait plus ce que sa langue balbutie, ni quels mots se font passage à travers ses lèvres crispées. Je m'entends reprocher *mes extravagances, ma jalousie, mes récriminations, mes vieilles rancunes, mes âcres protestations, l'égarement de ma passion, mes invectives, mes écarts, mes excentricités, mes clameurs, mes misérables agressions, mes folles provocations, mon imagination égarée, mes insolences*. Miséricorde! quelles litanies! c'est pis que ma confession générale : à de bonnes âmes, qui croyaient me devoir une parole de consolation pour un tel débordement, je me suis contenté de répondre : plaignons-le : *c'est un Charretier embourbé*.

Ah! si cette énumération sans fin de mes qualités et attributs n'a pu produire sur mes nerfs auditifs un ébranlement désagréable, c'est que j'ai l'honneur de connaître M. le D.r B. Avez-vous, comme moi, cet avantage, ami lecteur? Alors veuillez me dire (ce que je ne saurais décider) dans quelles circonstances il est le plus éloquent et le plus fécond : ou lorsqu'il accommode de toutes pièces, sans pitié ni merci, les confrères qui lui déplaisent, et si j'en juge par les faits dont je suis témoin, le nombre en est grand; ou lorsqu'il tresse pour son noble front des couronnes en fleurs de rhétorique. Mais soit qu'il nous dénigre, ou qu'il se loue et s'exalte lui-même, ce qu'il écrit répand un fumet d'hyperbole qui se sent de loin.

Or ça, très-honoré confrère, laissons aujourd'hui les artifices oratoires, les hauteurs, les dédains affectés, les indignations feintes; ne grossissons pas la voix comme pour étourdir les uns, et pour faire peur aux autres; le moment est venu de s'expliquer avec calme, en termes clairs et précis. Le public, que vous avez appelé pour être témoin de votre triomphe, et, qui pis est, les confrères, qui ont intérêt de savoir à quoi s'en tenir sur vos inventions et sur votre probité médicale, n'admettent pas que vous soyez tellement occupé que vous n'ayez pas même le loisir de répondre oui ou non. Répondez, si vous le pouvez; votre honneur et votre amour-propre l'exigent, ce me semble. Avez-vous, oui ou non, *ouvert une voie nouvelle?* L'art de guérir vous doit-il un progrès? Et nous qui l'exerçons, vous devons-nous de la reconnaissance?... Vous n'avez rien découvert; et nous ne vous devons rien, pas même le silence de la pitié, qui vous satisferait aujourd'hui. Vous prétendez avoir découvert : 1.° qu'il y a des fièvres intermittentes sans accès; 2.° que ces fièvres sans accès se guérissent par le sulfate de quinine aussi promptement que celles, qui ont des accès parfaitement caractérisés. Vous n'avez rien dit de plus, rien dit de moins. Vous avez donc découvert cette forme de fièvre intermittente, qui, depuis 1836, a reçu, dans la plupart de nos traités classiques, la dénomination de fièvre pseudo-continue, proposée par M. Maillot. Vous avez beau chercher à vous débattre, jeter votre bouteille d'encre sur la question. L'évidence vous étreint à la gorge et vous coupe la parole en ce qui touche le point même discuté. Les expressions vous ont manqué pour essayer *même* une distinction : votre silence est éloquent, et puisque vous ne l'avez pas *même* tentée, c'est que vous l'avez, comme nous, jugée impossible. Vous n'avez su que nier vaguement, lorsqu'il aurait fallu définir clairement. : distinguer et définir, voilà ce que l'on attendait de vous; et c'est justement ce point essentiel que vous avez évité d'aborder dans votre réponse. Vous faites des découvertes, qui vous conduisent à une gloire *poignante* pour moi, et vous ne voulez pas nous montrer en quoi elles consistent. Observateur habile et consciencieux, lorsque votre heureux génie agrandit le domaine des sciences, et que la nature vous révèle ses secrets, ah! par pitié, guidez nos pas incertains vers la route nouvelle, que vous avez ouverte. *Sans doute* je n'oserais *espérer que vous perdiez votre temps à discuter avec moi*, votre temps est si précieux! Qui sait? Vous êtes peut-être en train de découvrir encore; mais soyez débonnaire une fois, et ne rejetez pas une demande, qui se renferme en ces tout petits mots : Où est votre voie nouvelle? Parlez donc enfin, ou je serai opiniâtre et peu commode; et je vous redirai sur tous les tons : *pseudo-continue, fièvre pseudo-continue* : ce mot sera votre cauchemar; il vous fera monter le rouge à la face ; il vous apprendra ce que l'on gagne à manquer de bonne foi et de politesse.

C'est notre fièvre *pseudo-continue* que vous avez découverte en 1860... Un peu tard pour nous. Mais acceptez comme fiche de consolation l'admiration et le dévouement de quelques particuliers, qui ont enfin appris de vous qu'il y a des cachexies paludéennes sans périodicité, ce qu'ils ignoraient encore après de longues années de pratique. Ce ne sont pas nos affaires. Toutefois souhaitons en passant paix et repos à ceux, qui de fortune ont mis, en de si doctes mains, leur vie ou celle de leurs proches : souhaitons aussi à ces praticiens émérites longues années encore, et nouveaux progrès : ils deviennent écoliers en vieillissant; et puisqu'ils sont vos disciples, reculez les bornes de leurs connaissances, qui sont bien bornées. Soyez pour eux un génie tutélaire, un génie scrutateur : ils célèbreront vos découvertes, en découvrant leur impéritie; et dorénavant ils guériront les fièvres *pseudo-continues*.... Jusqu'ici qu'en ont-ils fait? Question jalouse, qui nous mènerait vers des dangers, que nous avons à cœur d'éviter; tout au plus nous hasarderons-nous d'ajouter avec le poëte :

Ceux qui sont morts, sont morts : laissons en paix leur cendre.

Mais vous, très-honoré confrère, avertissez ces chauds amis d'être plus prudents, plus circonspects dans leurs transports de reconnaissance; qu'ils cessent, pour leur propre honneur, de vanter à cri public et votre mémoire et votre réponse; et n'oubliez pas que les trompettes de votre gloire se font gloire de mépriser les livres et l'étude. Les malheureux!

Escorté de ces hommes d'élite, M. B. s'avance; *il marchera librement dans la carrière qu'il a suivie jusqu'ici en dépit de toutes mes clameurs, foulant aux pieds*.... les bienséances et le bon sens. Ce n'est pas lui qui connaît les entraves d'une modestie vraie ou feinte, ni qui dira comme Horace :

Infans nàmque pudor prohibebat plura profari.

Tout ce qui se rattache à lui, tout ce qui en découle, prend un air grandiose et des proportions étonnantes, s'élève et grandit par des métaphores; les métamorphoses succèdent : avec des verres qui grossissent, un rat devient un éléphant; avec son style figuré et plein d'emphase, M. B. se croit un personnage; il quitte les routes vulgaires, et parcourt une *carrière* inconnue. En réalité nous le voyons cheminer, comme chacun de nous, dans la *carrière* médicale avec des succès variés. Vanté par les uns, déprécié et calomnié par les autres, il a trouvé comme nous que la haine et l'intrigue veillent et aiguisent leur langue, tandis que l'amitié se lasse et demande du repos; comme nous, il compte entre ses ennemis une certaine espèce d'amis; et s'il rencontre sur son chemin des traverses, des piéges, de la boue, c'est notre histoire à tous. Qu'a-t-il donc qui le sépare de nous? Porter la tête haute n'indique pas qu'elle loge plus de savoir; un regard dédaigneux ne prouve pas un coup-d'œil médical plus sûr; une tenue arrogante et superbe importe peu aux destinées d'un malade, étendu sur son lit et brisé par la fièvre. Encore une fois comme médecin, M. B. est une personnalité qui n'a rien de distinct : c'est un talent, qui se confond dans la foule de ceux que nous coudoyons tous les jours. Comme écrivain, nous ne lui connaissons guère d'autre titre que cet opuscule minuscule de huit pages (c'est au moins son ouvrage de plus longue haleine), qui ne le conduira ni loin ni haut. Etre membre *correspondant* de la société de médecine pratique, là sont aujourd'hui ses colonnes d'Hercule.

Un homme éminent, qui occupe à Paris une des plus hautes positions et des mieux méritées, à qui j'avais envoyé la brochure de M. B., m'écrivait, il y a peu de jours, « que l'on » trouve partout des idées analogues à cette *découverte;* ce » sont, dit-il, des faits vulgaires dans les pays à fièvres inter- » mittentes, et auxquels les médecins de ces localités sont si » accoutumés, qu'ils songent à peine à en faire mention dans » leurs écrits. »

Voilà cette prétendue découverte jugée par les maîtres de l'art, par les sommités de l'école de Paris, comme chose banale. Mais si l'on insiste, si l'on m'objecte cette mémorable séance du 7 juin, dont M. B. s'est constitué l'historien S. G. D. G. séance, dans laquelle *ses opinions ont été acceptées par la société de médecine pratique tout entière avec tant d'empressement, avec des marques d'assentiment si nettement accentuées, avec de si énergiques témoignages d'approbation;* dans laquelle *son mémoire a été si chaleureusement approuvé par la société tout entière* (mots répétés avec affectation par M. B.), *que l'auteur a été l'objet d'une véritable ovation ;* dans laquelle *enfin ce mémoire a été l'objet de manifestations flatteuses, si poignantes pour moi....* je répondrai que ces exagérations, sorties de l'imagination de M. B., sont un outrage volontaire à la vérité, ou que ce sont des rêves. Ainsi rêvait cet honnête Argien, qui croyait entendre des voix mélodieuses, des vers admirables, lorsque rien autour de lui ne troublait le plus profond silence. Heureux de ses illusions, qu'une dose d'hellébore lui enleva, il se plaignait ensuite amèrement de ses fâcheux amis, qui lui avaient arraché une si délicieuse erreur :

Pol me occidistis, amici.

Notre collègue est-il atteint d'une infirmité semblable? Rêve-t-il en veillant? Chez lui, des sens infidèles transmettent-ils au cerveau des impressions sans objet? Entend-il des salves d'applaudissements, qui couvrent son nom, tandis qu'autour de lui règne une glaciale indifférence? Ou bien, serons-nous contraints de mettre en suspicion la véracité de son langage, lors même qu'il prodigue les assertions les plus variées et les plus formelles?

Dans la séance du 7 juin, au milieu de toute une assemblée, une voix s'est élevée pour donner lecture du mémoire de M. B. et d'un rapport rempli de ces éloges, qui ne s'accordent qu'à des œuvres d'un mérite singulier. Cette voix n'a point trouvé d'écho, et l'assemblée distraite n'a écouté ni le mémoire ni le rapport, et ne leur a rien prodigué, si ce n'est des conversations à demi-voix, et le demi-silence d'un enterrement. M. B affirme qu'un concert unanime d'acclamations a suivi la lecture de ces deux productions, accueillies à l'envi : Il ajoute un récit détaillé de sa triomphale réception dans le sein de la société de médecine pratique : Il ne craint pas de mêler à ces faits apocryphes le nom d'un homme, plus célèbre encore que son père, d'un maître parvenu au faîte des honneurs, et que nous vénérons tous. A en croire le dithyrambe de M. B., *le doyen même de la plus belle faculté de France*, *l'illustre président de la société de médecine pratique*, s'est placé *à la tête* de ses collègues pour lui en ouvrir les portes avec une solennité tout exceptionnelle. Et cela s'imprime; et cela se distribue de maison en maison; et cela se rencontre à chaque pas à la ville et à la campagne; et en présence de ces actives et incroyables manœuvres, je serais forcé de me taire, cette fois-ci encore, sous peine de mériter de nouveau le reproche de jalousie Quoi donc! parmi les lois, qui imposent aux hommes des devoirs, y en a-t-il une qui m'oblige à accepter moi-même, et à laisser publier sans opposition ce hardi travestissement d'un fait sans valeur scientifique, du simple acquiescement à une demande dont le succès est assuré, si l'on trouve un rapporteur; d'un acte enfin de condescendance à titre *d'encouragement*, pour me servir d'un mot, que je dois à M. Gaucher lui-même, qui m'écrivait à la date du 22 novembre dernier que « quand la société reçoit un ouvrage quelque *peu important* » qu'il soit, elle *doit* des *encouragements* à son auteur. » Que nous faut-il de plus que cet aveu du *rapporteur* lui-même pour apprécier la valeur, par lui-même aujourd'hui reconnue, de l'œuvre de M. B. et l'exactitude des récits de M. B.?

Il y a plus fort : à cette pompeuse narration, enfantée dans un rêve, ou produite par un audacieux mépris de ce qui est vrai et honnête, j'oppose une pièce officielle, le procès-verbal de la séance, dans lequel on ne rencontre pas un seul mot de félicitation, pas un mot qui loue et qui approuve. Il résulte encore de ce procès-verbal, inséré dans *la Gazette des Hôpitaux* du 23 août, que la société, harassée d'ailleurs de communications et de demandes de l'espèce de celle de M. B., et accoutumée dans sa mansuétude à donner à toutes une égale satisfaction; c'est-à-dire de *recevere* comme correspondants *totas personnas* plus ou moins *capabiles*, qui se présentent, a écouté la lecture du mémoire et du rapport, avec une attention si profonde et un si religieux silence, que des cinq membres, qui ont successivement pris la parole, quatre se sont complètement mis à côté de la question : ils ont parlé, il est vrai, de fièvres intermittentes, mais considérées à divers points de vue; et ils ont gardé le silence sur M. B , dont ils n'ont pas même prononcé le nom; et ils n'ont pas prononcé un mot, qui touchât à sa *découverte*. M. Mattei seul, homme assurément distingué et médecin d'une riche expérience, qui avait compris qu'il s'agissait de cachexies paludéennes sans accès, a rapporté des faits de cette nature, qu'il avait observés en Corse et à Paris même, et qui remontent à plusieurs années; mais il n'a point articulé le nom de M. B., il n'y a point fait allusion; par conséquent atteint comme ses collègues du plus absolu mutisme sur le chapitre des félicitations. Et ce sont là toutes les manifestations qui ont *accueilli* la *communication* de M. B., et qui ont gonflé d'un légitime orgueil le cœur de *ce héros*.

Ainsi est battu en brèche, et ruiné jusqu'en ses fondemens, ce fameux rempart de la *solidarité*, défendu par des fantômes, que la discussion a fait disparaître, et que l'on ne tentera plus de remettre en bataille. Abrité derrière elle, M. B. la croyait inexpugnable : il serait plus exact de dire qu'il feignait de le croire : car qui connaît mieux que lui ce procès-verbal nu? Qui sait mieux que lui comment il a été reçu *correspondant* sur la foi *seule* et sur la présentation de son rapporteur, qui *seul* a fait fumer l'encensoir, sans que le reste de l'assemblée y ait seulement pris garde? Rapport et mémoire ont reçu d'elle les mêmes distinctions dans le plus strict incognito.

Si cependant M. B. s'était tenu à une défense loyale, ces

faits, ensevelis dans le silence, n'auraient pas été produits au grand jour à son grand détriment. Le mépris de la vérité lui a doublement porté préjudice, en ce qu'il reste aujourd'hui démontré que son titre de *correspondant* lui a été dévolu pour une œuvre sans valeur, et que lui-même, réduit à de pitoyables ressources, a adopté des raisonnements et un style, qui compromettent le caractère et le talent d'un homme. La vérité a des droits inviolables, qu'il a méconnus, mais non impunément : car il ne m'a pas laissé libre de rester en-deça d'un démenti. Comment en effet traiter avec égard et réfuter sans émotion des erreurs patentes et volontaires, comme celles que jai combattues jusqu'ici ? C'est encore M. B , qui brave le respect dû au public, lorsqu'il a le triste courage de prouver, au moyen d'une dialectique, dont il a le secret, que je n'ai pu présenter mes observations sur son mémoire sans accuser *d'une ignorance grossière*... qui donc? lui sans doute et son rapporteur, « ces deux estimables collègues, qui s'étaient placés dans une si fausse position. .» Non, mais *la Société de médecine pratique tout entière et son illustre président* :

Qui méprise Cotin, n'estime pas son Roi.

C'est avec la même bonne foi qu'il tire de ce que j'ai écrit, cette conséquence que *tant de gens si haut placés m'ont paru frappés de vertiges*. Enfin ce qui suit est plus grave encore : M B , de plus en plus bardi, dédaigne cette fois la timidité de l'induction, et affirme positivement, au bas de la page 3, que je *taxe d'ignorance cette société savante*. Ces mots injurieux, je ne les ai pas écrits ; je n'ai pas même dû les écarter de ma plume, puisqu'ils ne se sont pas présentés à mon esprit. Que M. B. garde le monopole de ces mots énergiques, dont il fait un si gracieux et si libéral usage.

Il me resterait à répondre à l'accusation de *jalousie* : Être jaloux de M. B?... j'ai laissé passer de meilleures occasions; et assurément il se flatte. Quant à la vieille rancune, qu'il m'attribue, je soupçonne fort qu'elle date du jour, où je lui ai prouvé sans réplique qu'il n'avait ni compris, ni même lu un passage de Dupuytren, dont il faisait son unique argument. Je lui porte le défi d'oser reprendre la discussion. (1)

Et maintenant que nous touchons au terme, je ne crains point d'assurer que, dans le cours de cette discussion, je n'ai pensé obéir qu'à un impérieux devoir : Il fallait repousser des imputations accumulées, qui touchaient à mon honneur, et montrer que le dépit et l'impuissance avaient seuls porté M. B. à me prodiguer tant d'outrages. Ceux-là même qui me blâmeront d'avoir répondu, me blâmeraient davantage et ils auraient triomphé, si je me taisais par déférence pour leur pernicieux avis. Je donne à M. B. le conseil de faire comme moi; vainement tâcherait-il d'expliquer son silence, en faisant valoir sa modération; il ne trouvera que des incrédules. S'il a quelque bonne raison à m'opposer, qu'il parle : En eût-il juré par le Styx, qu'il revienne sur une résolution, qu'il n'a prise que dans un moment de déroute : qu'il se relève; la pire condition pour lui est de rester embourbé, comme il l'est.

Qu'il nous apprenne enfin quelle réponse il a reçue de Paris, à l'occasion des trois lettres, que j'ai eu l'honneur de lui adresser. Puisqu'il m'a prévenu qu'il les y avait envoyées, il est au moins convenable qu'il m'informe de ce qui s'en est suivi. Il y a aussi envoyé sans doute celle à laquelle je réponds aujourd'hui, qui a été indubitablement aussi reçue par *la Société de Médecine pratique tout entière*, avec le même en-

(1) Pour faire complète justice je releverai aussi dans une note la note de M. B. (page 3). Quand il serait vrai que *j'aurais ignore l'existence de la fièvre pseudo-continue*, sa voie nouvelle n'en serait pas en meilleur état. Mais il est évident que, dans ma lettre du 15 août, j'ai défini cette fièvre en termes clairs et applicables, comme l'Ecole le veut, *toti et soli definito*, ne voulant pas me servir dès le principe du mot décisif, que je réservais pour la fin. C'est uné méthode, qui en vaut bien une autre.

thousiasme que son mémoire ; à cette différence près, que cette fois **M. B.** a été seul *le sujet d'une véritable*, très-véritable *ovation :* Car son rapporteur, dégoûté de partager tant d'honneur, m'a écrit, à la date du 30 novembre, qu'il ne veut qu'une chose, *c'est de ne plus voir son nom figurer sous quelque prétexte que ce soit.... dans cette misérable affaire :* c'est ainsi qu'il la nomme, après *l'ovation* qu'elle lui a valu, c'est être bien ingrat.

Ai-je persuadé M. Biebuyck ? s'il daigne répondre, j'ai un second conseil à lui donner, aussi désintéressé que le premier : qu'il ne se hâte pas : nous avons vu ce qu'il peut faire en *huit* jours. En le lisant, nous avons mieux compris que jamais la sage réflexion du poëte de Vénusie, qui dit que *celui qui ne sait pas modérer sa colère, regrettera ce que la passion et le désespoir lui auront conseillé, lorsqu'il précipite sa vengeance.*

Qui non moderabitur iræ,
Infectum volet esse dolor quod suaserit aut mens,
Dum properat.....

FIN.

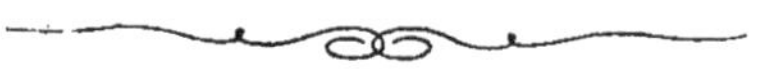

Un confrère, qui s'est cru attaqué par le P. S. de **M. B.** me prie d'insérer les deux lettres suivantes, qu'il lui a adressées, et qui sont restées sans réponse.

Bailleul, novembre 1860.

Très-honoré confrère,

Quel est donc l'officier de santé, auquel s'adresse le P. S. de votre estimable lettre ? D'aucuns prétendent qu'il me regarde, et je ne serais pas éloigné de le croire. Merci, après avoir vomi contre M. Dumez tant d'injures que vous en remplissez trois pages et demie, vous avez tenu à montrer que votre collection n'était pas épuisée, et vous avez voulu me lancer quelque petite éclaboussure. C'est bien : mais après une aussi copieuse évacuation, vous voilà soulagé, et vous devez sans doute vous sentir mieux. Pour achever votre convalescence, il vous suffira d'un bon régime, et voici celui que je vous conseille : 1.° Lire le petit traité de la civilité puérile et honnête : Il adoucira vos humeurs, qui me paraissent avoir trop d'acreté; 2.° Secouer la poussière, qui doit être sur votre Grisolle, et le relire. Il convient qu'un membre *correspondant* de la Société de Médecine pratique connaisse au moins ce livre élémentaire. Il est excellent; ce sera aussi pour vous le moyen d'éviter le ridicule de faire de nouvelles découvertes.

P. S. Vous mettez en caractères italiques le mot *privilège*, sans doute pour prévenir que vous n'aviez pas le temps de chercher le mot propre.

Bailleul, 9 décembre 1860.

Monsieur et honoré confrère,

M. D. ne vous a pas demandé s'il écrit bien ou mal; il vous a demandé d'avouer la verité, d'être juste envers nous; et dans votre humilité (je n'ose pas me servir du mot qui convient ici, de crainte de vous offenser) au lieu de faire un aveu sincère, vous voyant convaincu par des preuves trop évidentes pour être contredites, vous désertez le champ de la discussion; vous avez recours à un moyen misérable : l'injure. Nous déplorons une telle fin : nous espérions mieux.

FIN.